La famille médicale
des de Jussieu et les thèses
d'Antoine Laurent

PAR

Le Docteur Ed. BONNET

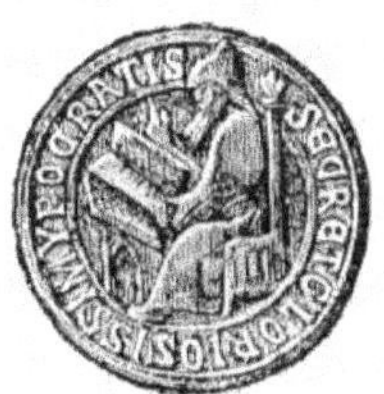

PARIS

HONORÉ CHAMPION

5, QUAI MALAQUAIS, 5

1910

Bibliothèque historique de la France Médicale

Ont paru :

1. **L'École de santé de Paris** (1794-1809), par A. Prévost, *rédacteur au secrétariat de la faculté de médecine de Paris*, in-8 .... 10 fr.
2. **Guy Crescent Fagon** (1638-1718), par le Dr A. Corlieu, *bibliothécaire honoraire de la Faculté de Paris, lauréat de l'Institut*, in-8 .... (épuisé.)
3. **Un médecin de cour. Charles Delorme** (1548-1678), par le Dr Eugène Béluze .... (épuisé.)
4. **L'Église Saint-Côme et le Collège de Chirurgie**, par le Dr A. Corlieu, in-8 .... (épuisé.)
5. **Un amphithéâtre de dissection à Alençon en 1660**, par Louis Duval, *archiviste du département de l'Orne*, in-8 .... (épuisé.)
6. **Les médecins de Paris de 1702 à 1794** par le Dr A. Corlieu, in-8 .... (épuisé.)
7. **Notes bibliographiques sur quelques médecins et chirurgiens de la Haute-Auvergne sous l'ancien Régime**, par le Dr Louis de Ribier, *membre de la Société «la Haute-Auvergne» et de la «Société française d'histoire de la médecine», membre correspondant de l'Académie de Clermont-Ferrand*, in-8. (épuisé.)
8. **Les anciens médecins arméniens diplômés des Universités d'Italie** (1700-1840), par le Dr Vahram Torkomian, *membre de la «Société française d'histoire de la médecine»*, in-8 .... (épuisé.)
9. **La Dissection : notice historique**, par le Dr J. Regnault, *médecin de la marine*, in-8 .... 2 fr.
10. **Du rôle de l'anatomie dans l'art**, par le Dr Paul Richer, *professeur d'anatomie à l'École des Beaux-Arts, membre de l'Académie de Médecine*, in-8 .... 3 fr.
11. **Vieux médecins mayennais**, par Paul Delaunay, *interne des hôpitaux*, in-8 .... 6 fr.
12. **Obstétrique des anciens Hébreux**, *d'après la Bible, les Talmuds et les autres sources rabbiniques, comparée avec la tocologie gréco-romaine*, par le Dr Schapiro, *ancien élève de l'École des langues orientales*, in-8 .... 6 fr.
13. **Les anoblis de l'Empire**, *médecins et chirurgiens*, par le Dr Louis de Ribier, in-8 .... 2 fr.
14. **Vieux médecins sarthois**, par le Dr Paul Delaunay, *ancien interne des hôpitaux de Paris*, in-8 .... 6 fr.
15. **Les Anoblis des Ducs de Lorraine**, *médecins et chirurgiens*, par P. Pillement (de Nancy) ....
16. **Les Apothicaires de Metz. Leurs statuts**, par le Dr Paul Dorveaux, *bibliothécaire de l'École de pharmacie de Paris* ....
17. **La médecine dans l'Ancienne Auvergne. Notes et Documents**, par le Dr L. de Ribier ....
18. **Le médecin inspecteur Chauvel. Notice biographique**, par le Dr Bergounioux, *médecin principal*.
19. **Une lettre ophtalmologique de Woolhouse** (1650-1730) oculiste de Jacques II d'Angleterre à E.-F. Geoffroy (1672-1731), *de l'Académie des Sciences*, par le Dr Albert Terson.

Poitiers. — Imp. BLAIS et ROY.

Bibliothèque historique de la France Médicale

La famille médicale
des de Jussieu et les thèses
d'Antoine Laurent

PAR

Le Docteur Ed. BONNET

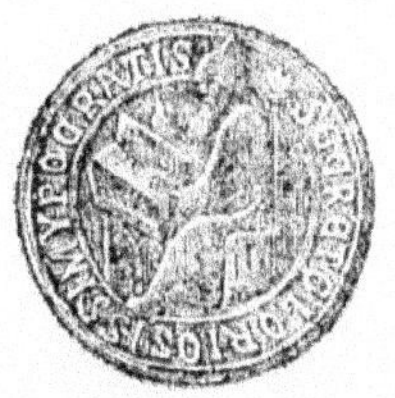

PARIS
HONORÉ CHAMPION
5, QUAI MALAQUAIS, 5

1910

N° 20

La famille médicale des de Jussieu et les thèses d'Antoine-Laurent.

Six médecins du nom de de Jussieu : Antoine (1686-1758), Bernard (1699-1777), Joseph (1704-1779), Antoine-Laurent (1748-1836), Adrien (1797-1853) et Christophe-Nicolas (1754-1831), membres d'une même famille (1), ont été reçus docteurs par la Faculté de Paris ; sauf le dernier, qui s'est cantonné dans l'exercice de son art et n'a laissé que le souvenir d'un excellent praticien (2), tous les autres se sont fait un nom dans les sciences naturelles et ont été membres de l'Académie des Sciences ; mais le plus célèbre et celui qui nous intéresse plus particulièrement, parce qu'il fut professeur à la Faculté de Médecine de Paris, est Antoine-Laurent ; né à Lyon le 12 avril 1748, il était fils de Christophe de Jussieu, maître-apothicaire de cette ville, auteur d'un *Traité de la Thériaque* (3) ;

(1) Les trois premiers, ainsi que Christophe de Jussieu, dont il sera question plus loin, étaient fils de Laurent de Jussieu (1651-1718), maître-apothicaire et docteur en médecine d'une Faculté provinciale dont aucun biographe n'a cité le nom.

(2) C'est avec ce Christophe-Nicolas, frère d'Antoine-Laurent, qu'il faut identifier le docteur de Jussieu qui, suivant le professeur Hamy (in *France Médicale*, 25 juin 1903, p. 233), habitait, en l'an VIII, rue Saint-Dominique et était médecin de bienfaisance de la division des Thermes ; c'est également à ce même personnage qu'il faut rapporter la soutenance et les argumentations de thèses que, dans les *Commentaires de la Faculté de Médecine*, Varnier et Steinheil attribuent à Joseph de Jussieu (Cf. *Introduction, tables* p. 398, texte pp. 12 et 15, années 1777 et 1778).

(3) *Nouveau traité de la Thériaque*, par Christophle de Jussieu, maître apoticaire en la ville de Lyon. A Trevoux, chez Etienne Ganeau ; avec privilége et approbation, 1708 ; vol. in-16, 174 p. ;

Christophe était lui-même frère aîné d'Antoine, de Bernard et de Joseph et père de Christophe-Nicolas, que j'ai cité plus haut et en dernier lieu.

Antoine-Laurent de Jussieu vint à Paris en 1765, pour terminer ses études médicales et scientifiques sous la direction de son oncle Bernard, sous-démonstrateur de botanique au Jardin du Roi ; mais à la Faculté de Médecine de Paris, les études étaient longues et le bonnet doctoral n'était accordé qu'à l'étudiant qui avait suivi régulièrement ses cours de baccalauréat et de licence et soutenu, à des époques déterminées, les thèses exigées par les statuts (4) ; or, une vacance pouvait d'un moment à l'autre se produire dans le personnel du Jardin du Roi et si Antoine-Laurent voulait poser sa candidature avec quelques chances de succès, il importait qu'il fût pourvu du seul titre scientifique que décernaient alors les Universités françaises, celui de docteur en médecine. Pour gagner du temps et sans abandonner définitivement la Faculté de Paris, il alla donc, à l'exemple de son oncle Joseph (5),

---

épître, préface et approbation, 16 p. non chiffrées. Comme l'a démontré le Dr Magnin (in *Chron que méd.* 1898 p. 215), l'auteur de ce traité a toujours écrit son prénom, même dans les actes officiels, Christophle et non Christophe, mais j'attribue, pour ma part, cette orthographe à une prononciation vicieuse qui n'est pas spéciale à la région Lyonnaise, car je l'ai constatée autrefois dans une province voisine, en Bourgogne.

(4) Cf. Corlieu : *l'Ancienne Faculté de Médecine de Paris*, chap. II à V.

(5) Joseph de Jussieu, né à Lyon le 3 septembre 1704, avait commencé les études nécessaires pour devenir ingénieur et les abandonna lorsqu'il vint à Paris suivre les cours de la Faculté de Médecine ; docteur de la Faculté de Reims le 10 octobre 1729 et de la Faculté de Paris le 16 septembre 1734, il avait soutenu, sous la présidence de son frère Bernard, la thèse : *An ligatura polypi narium curatio?* (4 pp. in-4). En 1735, il fut adjoint comme naturaliste à l'expédition scientifique qui allait au Pérou mesurer, sous l'équateur, un degré du méridien ; il poursuivit ses recherches scientifiques, dans l'Amérique du Sud, longtemps après le départ de ses compagnons de voyage ; élu membre de l'Académie Royale des Sciences en 1743 pendant qu'il explorait les Cordillières, il rentra à Paris en 1771 épuisé par les fatigues et les privations, désespéré de la perte de ses collections et dès lors sa vie ne fut plus,

demander à la Faculté de Médecine de Reims un diplôme que celle-ci octroyait d'ailleurs assez facilement et sans beaucoup de formalités. Le 14 avril 1769, il soutenait devant cette Faculté provinciale sa première thèse : *An generatio natura arcanum ?* conclusion; affirmative (Reims, imp. Jeunehomme, 4 pp. in-4°) ; le 29 novembre suivant sa deuxième thèse : *An casti rarius ægrotant facilius curantur ?* (conclusion affirmative ; 4 pp. in-4°) ; enfin le 1er décembre de la même année, après soutenance d'une dernière thèse, dite thèse générale : *An quinque Medicinæ partes medico necessariæ* (conclusion affirmative ; 4 pp. in-4°), sous la présidence de maître Henri Macquart, il était proclamé docteur (6).

Les thèses que je viens de tirer de l'oubli n'ajouteront certainement rien à la réputation de leur auteur, ce sont des thèses banales, sans originalité, et dont l'une au moins, la seconde, était la reproduction d'une thèse soutenue devant la Faculté de Paris en 1737 ; quoi qu'il en soit A.-L. de Jussieu, muni de son diplôme, vint reprendre sa place sur les bancs des Ecoles de la rue de la Bûcherie (7) et pendant les trois années qui suivirent son retour, il passa régulièrement les examens et soutint les thèses requises pour obtenir successivement le baccalauréat, la licence et le doctorat ; d'abord le

suivant l'expression de Condorcet, qu'un continuel assoupissement ; il mourut le 11 avril 1779 et fut inhumé le lendemain à Saint-Nicolas du Chardonnet : maître Leprenx prononça son éloge le 9 décembre suivant, a la réunion des Ecoles de Médecine.

(6) C'est a l'obligeance de M. le Dr O. Guelliot, l'historien bien connu de l'Ancienne Faculté de Médecine de Reims, que je dois tous les renseignements relatifs au passage des de Jussieu dans cette Faculté.

(7) A cette date (1769) la Faculté de Médecine était encore installée rue de la Bûcherie, dans les bâtiments que l'on repare en ce moment pour y loger l'Association des Etudiants ; ce fut seulement en septembre 1775 que les médecins quittèrent leurs Ecoles qui menaçaient ruine pour venir se réfugier rue Jean-de-Beauvais, dans les anciens bâtiments de la Faculté des décrets (Ecole de Droit).

22 novembre 1770, une première thès equodlibétaire (8)
dont je reproduis ci-dessous le titre et la conclusion :

DEO OPTIMO MAXIMO

UNI ET TRINO

VIRGINI DEI-PARAE, ET S. LUCAE,

Orthodoxorum Medicorum Patrono.

QUÆSTIO MEDICA

QUODLIBETARIIS DISPUTATIONIBUS

*manè discutienda in Scholis Medicorum die Jovis
vigesimâ-secundâ*

mensis Novembris, anno Domini M.D.CC.LXX.

M. CAROLO-JACOBO-LUDOVICO COQUEREAU, (9)

Doctore Medico, Præside.

*An Œconomiam Animalium inter et Vegetalem
analogia ?*

. . . .
*Ergo Œconomiam Animalem inter et Vegetalem
analogia.*

DOMINI DOCTORES DISPUTATURI.

M. Philippus QUERENET.

M. Carolus-Ludovicus Franciscus ANDRY, Chirurgiae Gallico idiomate Professor designatus.

M. Mathæus-Thomas LA CASSAGNE, Scholarum Professor designatus.

M. Franciscus PORTIER de la Houssinière.

M. Joannes-Baptista-Alexander MAIGRET.

M. Josephus PHILIP, Scholarum Professor.

M. Ludovicus-Maria POUSSE, Eques et Censor Regius.

---

(8) Sur les dénominations et les sujets des theses exigées des candidats au Baccalauréat, à la Licence et au Doctorat, voir Corlieu : *l'Ancienne Faculté de Médecine de Paris*, chap. III-V.

(9) Maître J.-C.-L. Coquereau avait adopté pour son *Ex-Libris* des armoiries parlantes : un coq hissant au sommet d'une haute montagne (coq haut), sur champ d'azur ; l'écu surmonté d'une couronne comtale est accosté d'un rameau de Laurier et d'une Cigogne tenant un serpent dans son bec ; sur les côtés un Cactus Opuntia et un caducée.

M. Antonius CASAMAJOR,   Censor Regius.

M. Raymundus DE LA RIVIÈRE.

Proponebat Parisiis ANTONIUS-LAURENTIUS DE JUS-
SIEU, Lugdunæus, Doctor Medicus Remensis, nec-non
Saluberrimæ Facultatis Medicinæ Parisiensis Bacca-
laureus.

Theseos Auctor, A. R. S. H. 1770

A SEXTA AD MERIDIEM

Cette thèse de 12 pages in-4 est un exposé concis
de ce que l'on connaissait, à cette époque, sur la struc-
ture et les fonctions des végétaux comparées avec les
phénomènes de la vie chez les animaux.

Le jeudi 11 mars 1771, sous la présidence de maître
Pierre-Abraham de Montcets, remplacé par maître
Jean-Claude Meunier, conseiller, médecin ordinaire du
Roi et de l'Hôtel des Invalides, Antoine-Laurent soutient sa thèse cardinale : *An clivi Meudonici, situs,
ut amœnus, sic salubris ?* (conclusion affirmative ;
4 pp. in-4) ; le sujet n'est pas nouveau, car il avait
été déjà proposé en 1751 par maître Laurent Ferret.

Dans les premiers mois de l'année 1772 A.-L. de
Jussieu présente, comme acte de licence, deux thèses
quodlibétaires, l'une sur un sujet de thérapeutique,
l'autre sur une question médico-chirurgicale : 1° *An
inveteratis alvi fluxibus Simarouba ?* (3o janvier
1772 : conclusion affirmative ; 4 pp. in 4), président
maître François Thierry ; 2° *Herbis quam ferro
promptior tutiorque abcessum a congestione curatio* (4 pp. in-4), président maître Anne-Charles Lorry.

Le sujet de la première thèse est emprunté à un
Mémoire présenté autrefois par Antoine de Jussieu (10)

---

(10) **Antoine de Jussieu**, né Lyon le 8 juillet 1686, reçu docteur
en médecine à la Faculté de Montpellier le 15 décembre 1707 et à
celle de Paris le 9 décembre 1712, professeur de botanique au Jar-

à l'Académie Royale des Sciences, lequel considérait l'écorce de Simarouba comme un spécifique de la dysenterie pouvant être comparé et substitué à l'écorce de *Macer* mentionnée par les médecins de l'antiquité (Cf. *Histoire de l'Acad. R. des Sc.*, ann. 1729 p. 28).

Pour thèse de Vesperie, le 2 octobre 1772, Antoine-Laurent propose à la discussion, sous la présidence de maître Lorry sus-nommé, la question suivante :

An morbi epidemici possint ab 〈 *Prœvideri?*
aeris conditione 〉 *Prœcaveri ?*

Cinq jours plus tard, c'est-à-dire le 7 octobre, il soutient sa thèse de doctorat :

An morbi epidemici frequen- 〈 *in urbibus ?*
tius sœviant 〉 *ruri ?*

L'Acte Pastillaire a lieu le 9 novembre de la même année et l'on y discute les deux termes de la proposition :

An a nutrimento corporis 〈 *incrementum ?*
〉 *detrimentum ?*

Enfin, le 12 novembre, A.-L. de Jussieu fait acte de régence en présidant, extraordinairement, la thèse quodlibétaire du bachelier Jean-François-Achille Lalouette : *An nutrimentum tandem detrimenti corporis causâ ?* et le même jour, le doyen Charles Desessart, après avoir consigné le fait dans les Commentaires de

---

din du Roi (1709), membre de l'Académie Royale des Sciences (1712), mort à Paris le 22 avril 1758 et inhumé à Saint-Nicolas du Chardonnet ; en dehors de ses fonctions de professeur, Antoine de Jussieu fit de la clientèle, de même que son neveu Christophe-Nicolas (voir la note 2), et ce sont les deux seuls membres de cette famille médicale qui aient exercé la médecine ; toutefois, il convient de noter que si Joseph de Jussieu n'a pas pratiqué la médecine en France, il prodigua, pendant qu'il était au Pérou, ses soins à tous les indigents avec un dévouement et un désintéressement tels que son départ du pays fut considéré comme un malheur public.

la Faculté, inscrivait le nom d'Antoine-Laurent de Jussieu sur la liste des docteurs-régents.

En 1770, alorsqu'il n'était encore que simple bachelier, Antoine-Laurent avait été choisi par Lemonnier comme son suppléant dans la chaire de botanique du Jardin Royal, mais lorsque Lemonnier, devenu premier médecin du Roi, résigna ses fonctions de professeur, il fit passer sa chaire à Desfontaines (11) et A.-L. de Jussieu conserva le titre de sous-démonstrateur dans lequel il avait succédé à son oncle Bernard ; en 1790, il fut nommé, par sa section, membre de la municipalité et administrateur des hôpitaux et hospices, fonctions qu'il n'exerça que pendant deux années (1792).

Au moment de la transformation du Jardin du Roi en Museum d'Histoire Naturelle (1793), A.-L. de Jussieu, qui avait été l'un des rédacteurs du projet de règlement (12), devint professeur de botanique rurale et, dans la suite, le suffrage de ses collègues lui confia plusieurs fois la direction de cet établissement scientifique ; membre de l'ancienne Académie Royale des Sciences (1773) et de l'Institut dès sa création, il succéda (15 germinal an XII) à Peyrilhe comme professeur d'histoire naturelle à la Faculté de Médecine ; on sait qu'à la suite d'incidents qu'il serait trop long de rappeler ici, la Faculté fut supprimée par ordonnance royale du 21 novembre 1822 et rétablie, avec d'importantes modifications, le 2 février suivant, par une autre ordonnance qui révoquait sept professeurs, au nombre desquels figurait A.-L. de Jussieu (13).

(11) Louiche-Desfontaines (René), né à Tremblay (Ille-et-Vilaine) le 14 février 1752, docteur de la Faculté de Médecine de Paris (1782), membre de l'Académie Royale des Sciences (1783) et de l'Institut dès sa création, professeur de botanique au Muséum au moment de sa constitution, décédé à Paris le 16 novembre 1833.

(12) *Adresse et projet de règlemens présentés à l'Assemblée Nationale par les officiers du Jardin des plantes et du Cabinet d'histoire naturelle.* Paris, 1790, brochure in-8, 80 p.

(13) Il fut remplacé de 1823 à 1830 par Clarion (Jacques), né à

Le 5 août 1830, le gouvernement de Louis-Philippe réintégrait dans leurs chaires la plupart des professeurs précédemment révoqués ; mais A.-L. de Jussieu avait alors 82 ans, il jugea que l'heure de la retraite était venue et la chaire fut attribuée (22 avril 1831) à Achille Richard (14). Depuis quelques années, du reste, il avait été, sur sa demande, remplacé au Museum par son fils Adrien, qui fut le dernier de cette famille médicale.

Antoine-Laurent mourut à Paris le 17 septembre 1836 dans l'appartement qu'il occupait au Museum, rue Cuvier, depuis qu'il était professeur. Avant cette époque, il avait habité, ainsi que ses trois oncles, Antoine, Bernard et Joseph, rue des Bernardins, une maison qui existait encore il y a une vingtaine d'années.

Adrien de Jussieu, né à Paris le 23 décembre 1797, dans ce Muséum où devait s'écouler toute son existence, avait des aptitudes et des goûts bien plus littéraires que scientifiques et ce fut pour suivre la volonté de son père qu'il étudia la médecine et les sciences naturelles, connaissant admirablement deux langues anciennes que beaucoup de jeunes médecins d'aujourd'hui ignorent complètement. Adrien de Jussieu présenta à la Faculté de Médecine de Paris, le 14 février 1824, une thèse latine sur les Euphorbiacées (15), qu'il fut autorisé, sur sa demande, à soutenir en latin, et l'histoire rapporte que, dans cette soutenance, le beau rôle ne fut pas toujours tenu par les examinateurs ; Membre de l'Académie des Sciences dès 1831, il fut élu trois fois

Saint-Pons de Seyne (Basses-Alpes) le 12 octobre 1779, docteur en médecine de la Faculté de Paris (1803), maître en pharmacie (1805), professeur adjoint de botanique à l'École supérieure de Pharmacie de Paris (1819), membre de l'Académie de Médecine (1823), décédé à Garches (Seine-et-Oise), le 23 septembre 1844.

(14) Richard (Achille), né à Paris le 27 avril 1794, décédé dans cette ville le 5 octobre 1852, était fils de Louis-Claude-Marie Richard, qui fut lui-même professeur-adjoint d'histoire naturelle à la Faculté de Médecine du 14 frimaire an III au 7 juin 1821.

(15) *De Euphorbiacearum generibus medicisque earumdem viribus, tentamen*. Paris, Didot, 1824, in-4, 118 p. et 18 pl.

directeur du Muséum ; en 1845, il devint suppléant
d'Auguste de Saint-Hilaire, professeur de botanique à
la Sorbonne et lui succéda dans la suite.

Ad. de Jussieu succomba jeune encore à une affec-
tion organique de l'estomac, le 29 juin 1853 ; il repose
au cimetière Montparnasse auprès de son illustre père
Antoine-Laurent.

Cette notice resterait incomplète si je n'y ajoutais,
pour terminer, quelques renseignements biographi-
ques sur Bernard de Jussieu, savant aussi profond que
modeste, qui fut le maître et le conseiller d'Antoine-
Laurent.

Bernard de Jussieu, né à Lyon le 17 avril 1699,
vint à Paris en 1714 auprès de son frère Antoine, qu'il
accompagna deux ans plus tard (1716) dans son voyage
d'exploration scientifique en Espagne et en Portugal ;
à son retour en France, il se rendit à Montpellier pour
y étudier la médecine et y fut reçu docteur en 1720 ;
rappelé à Paris par son frère, il succéda en 1722 à
Sébastien Vaillant, comme sous-démonstrateur de botanique au Jardin du Roi, poste qu'il occupa pendant 55
ans ; il entra à l'Académie des Sciences en 1725 et l'année suivante (1726) fut reçu docteur par la Faculté de
Médecine de Paris. A la fin de septembre 1777, il eut
une première attaque d'apoplexie suivie, trois semaines
après, d'une nouvelle hémorrhagie cérébrale à laquelle
il succomba le 6 novembre de la même année à l'âge
de 78 ans. Il fut inhumé le lendemain dans l'église
Saint-Nicolas du Chardonnet, ainsi que l'indique le
billet de faire-part dont voici la reproduction :

*Vous êtes priés d'assister aux Convois et Enter-
rement de M. BERNARD DE JUSSIEU,
Écuyer, Conseiller-Secrétaire du Roi, Maison, Couronne de France et de ses Finances
Professeur et Sous-Démonstrateur de Botani-*

que au Jardin Royal, de l'Académie Royale des Sciences, et de la Société Royale de Londres, décédé en sa Maison, Rue des Bernardins; qui se feront ce jourd'hui Vendredi 7 novembre 1777, à six heures du soir, en l'Eglise de Saint-Nicolas du Chardonnet, sa Paroisse, où il sera inhumé.

De profundis

J. C. De la part de Messieurs DE JUSSIEU, ses Frères et Neveux.

Le titre de Conseiller du Roi qui figure sur ce Billet avait été acquis par Antoine de Jussieu, qui l'avait transmis à son frère Bernard, lequel le légua à son tour à Antoine-Laurent son neveu; on remarquera qu'il n'est pas fait mention du titre de Docteur-Régent de la Faculté de Médecine de Paris. Quelle que soit du reste la cause de cette omission, l'éloge de Bernard de Jussieu fut néanmoins prononcé par maître Lepreux dans la réunion solennelle des Ecoles de Médecine de l'année 1778; en outre, la même année, Condorcet lisait à l'Académie Royale des Sciences, l'Eloge de Bernard de Jussieu dans la séance publique de Pâques à laquelle assistait Voltaire (Cf. *Mémoires de l'Acad. R. des Sciences* pour 1777, p. 94).

Poitiers. — Imp. BLAIS et ROY, 7, rue Victor-Hugo, 7.

RED. :

20

0 1 2 3 4 5 6 7 8 9 10

BIBLIOTHEQUE

NATIONALE

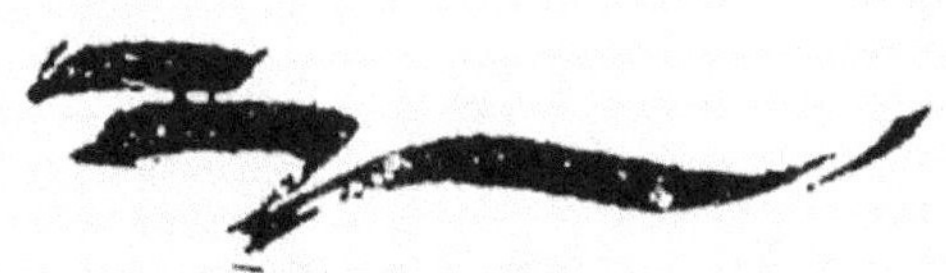

CHATEAU
de
SABLE

1992